Tantra für Anfänger

Erfahren Sie die Wahrheit über Tantra! Mahamudra Tantra & Kundalini Tantra.

Inkl. Praxisübungen

Melanie Schorp

1. Auflage

2020

Inhaltsverzeichnis

Tantra lehrt Achtung vor dem Körper,
Liebe, Respekt für den Körper,
Dankbarkeit für den Körper.
Der Körper ist fantastisch,
er ist das größte aller Geheimniss.

Osho

Was ist Tantra – und was ist es nicht?

DER TANTRISCHE WEG

Fragt man Menschen ein wenig über ihre Meinung zu Tantra aus, erhält man erstaunlich viele Antworten. Deren Spektrum ist ziemlich weit gefächert, reicht von absoluter Ablehnung oder spöttischem Belächeln hin zu schier bedingungsloser Zuneigung und offenbarungsgleichen Erfahrungen. Fragt man dann dieselben Menschen, was genau Tantra eigentlich ist, so ist das Spektrum der Antworten nicht weniger vielfältig. Einige haben durchaus eine ungefähre Vorstellung, was Tantra ist, andere hingegen verfügen über ein ziemlich genaues Bild – oder glauben dies zumindest. Falsch liegen die Befragten mit ihrer Meinung dabei annähernd gleich häufig. Das liegt daran, dass Tantra vielen zwar ein recht geläufiger Begriff ist – was mit diesem Begriff allerdings verbunden wird, was

Tantra also wirklich bedeutet, das erschließt sich nur relativ wenigen. Daher stellt sich nun die Frage: was ist Tantra denn nun eigentlich?

Ein kleiner Teil der Wahrheit wird durch jenes kollektive Vorwissen abgedeckt, über das die meisten Menschen verfügen können. Für sie hat Tantra nämlich auf jeden Fall irgendetwas mit dem indischen oder zumindest asiatischen Liebesspiel zu tun. Schließlich gibt es ja auch diese, zumindest rein namentlich, recht bekannte Form der erotischen Massage. Nicht wenige verwendet Tantra gar als Synonym für Kamasutra, dessen Lehren den meisten Menschen hierzulande nicht wirklich vertrauter sind als die es Tantra. In ganz und gar entfremdeten Vorstellungen bezieht sich Tantra ausschließlich auf diese merkwürdigen Wochenendseminare, an denen Paare teilnehmen können, um mal wieder ein wenig Schwung in ihr Liebesleben zu bekommen – dort lernt man dann auch alles über jene erotischen Massagen.

Und dann ist auch schon Schluss mit dem Vorwissen – mehr Bereiche als das eigene Schlafzimmer scheint Tantra für die meisten nicht abzudecken. Und wie gesagt, einen kleinen Teil des Ganzen decken diese Vorstellung gewiss auch ab. Dass es sich bei Tantra aber um viel mehr handelt als nur eine bestimmte Art des Liebesspiels, überrascht immer wieder so einige. Tantra, das ist eine Idee. Ein zielgerichteter Pfad, ein spiritueller Wegweiser. Ein Sammelsurium an systematischen und komplexen Praktiken, sowohl geistiger als auch physischer Art, deren Ziel die Erweiterung des eigenen, irdischen Bewusstseins ist, die volle und gänzlich ungehinderte Entfaltung der Persönlichkeit. Am Ende des Pfades, des tantrischen Weges, wartet schließlich die geistige Erleuchtung.

TANTRA IM WÖRTLICHEN SINNE

Macht man es sich nun zur Aufgabe, den Begriff Tantra zu definieren, um besser verstehen zu können, was es damit genau auf sich hat, so bietet allein das Sanskrit-Wort als solches schon mannigfaltige Übersetzungsmöglichkeiten. Verfolgt man einen eher pragmatischen Ansatz beim Übersetzen, so kann Tantra wörtlich „Webstuhl" bedeuten, sinnbildlich stehend für das Werkzeug, mit welchem man die Gestalt der geistigen Erleuchtung webt.

Tantra kann auch schlicht „Text" bedeuten, was sich auf die schier unzähligen Texte, Mitschriften und Abhandlungen bezieht, denen die tantrischen Lehren zugrunde liegen. Einer dritten Lesart zufolge steht das Wort Tantra für „Kontinuität", da in der tantrischen Lehre die geistige Welt kontinuierlich in die geistliche respektive die heilige Welt hinein fließt und es keine Trennung zwischen diesen beiden Welten gibt. Und schließlich kann Tantra schlicht und ergreifend jene Mittel und Wege bezeichnen, mit deren Hilfe man Erleuchtung findet.

WARUM TANTRA KEINE RELIGION IST

Die Vermutung mag aufgrund dessen zwar naheliegen, allerdings handelt es sich trotz der sehr spirituellen Ausrichtung bei Tantra nicht um eine Religion. Vielmehr entstanden die tantrischen Lehren einst aus zwei der großen Weltreligionen, nämlich dem Hinduismus und dem Buddhismus. Im Gegensatz zu diesen fußt das Wissen, das Tantra vermittelt, allerdings weniger auf literarischen und philosophischen Werten (obschon Texte und spirituelle Schriften eine große Rolle spielen), sondern mehr auf Werten wie Lebenserfahrung, Intuition und emotionalen Bedürfnissen.

Tantrische Praktiken drehen sich weniger um Abstinenz oder Kasteiung, weniger um nichtgreifbare Dinge, sondern mehr um das bewusste Wahrnehmen bestimmter Erfahrungen und den Kenntnissen, die sich daraus ergeben. Besonderer Fokus wird auf die Annahme gelegt, dass bestimmte Richtlinien, Lehren und

Philosophien keinen Nutzen mit sich bringen, solange sie nicht auch bewusst und regelmäßig praktiziert werden.

Drum legen Tantrika – so nennt man die Fachgelehrten des Tantra – auch großen Wert auf das regelmäßige Durchführen bestimmter Praktiken und Übungen, sie bilden einen der zentralen Pfeiler des Tantras. Ganz im Gegensatz zu dem, was Tantrika gerne als die „traditionelle Gläubigkeit" bezeichnen, wo traditionelle und häufig erzkonservative Moralvorstellungen über dem spirituellen Experimentieren stehen.

DAS NICHT-DUALISTISCHE WELTBILD

Ein weiterer großer Unterschied zwischen Tantra und „herkömmlichem" Glauben ist der Dualismus. Die Auffassung, dass die geistige Welt (die Welt der Lebenden) von der geistlichen Welt (der paradiesischen, im christlichen Sinne) definitiv getrennt ist. Eine solche Trennung von Samsara und Nirvana, wie die beiden Welten im Indischen genannt werden, existiert laut den tantrischen Lehren nicht. Sie sind gewissermaßen eins.

Daraus ergibt sich, dass die Erleuchtung oder Befreiung im tantrischen Weg nicht, wie etwa im Christentum, durch den Tod und ein entsprechend fromm geführtes Leben und dem Eintritt ins Paradies erlangt werden kann. Geist und Wirklichkeit sind viel mehr Manifestationen von etwas, das man als höhere Realität bezeichnen könnte, die eigentliche, wahre Natur der Existenz aller Dinge.

Die Ablehnung dualistischer Ideen bezieht sich jedoch nicht ausschließlich auf religiöse Vorstellungen. Auch der Gegensatz zwischen beispielsweise Gut und Böse ist im Tantra nichts als eine Illusion, etwas nicht wirklich Reales. Das einzige, das tatsächlichen Bestand hat, das real ist, ist das universelle Bewusstsein. Diese Erkenntnis ist es, die einem Erleuchtung und Befreiung verschafft und die beispielsweise mit gewissen Techniken des Yoga gelehrt wird.

Man muss also nicht sein ganzes Leben aufgeben und nach bestimmten, sehr restriktiv ausgerichteten Regeln leben – oder mit anderen Worten: das Leben steht dem Paradies nicht im Weg. Auch kann jeder, wirklich jeder Mensch den tantrischen Weg verfolgen. Kein Initiationsritus, keine Prüfung oder sonstige Aufnahmerituale (oder gar Bedingungen) sind dafür vonnöten. In den Augen der Tantrika sind alle Menschen gleich, egal, welcher Kaste oder sozialen Hierarchie sie angehören.

VON KRÄFTEN UND ENERGIEN

Allerdings gibt es auch Gemeinsamkeiten zwischen Tantra und einigen der großen Religionen. Aus unter anderem dem Hinduismus entsprungen hat Tantra die hinduistische Vorstellungen der Wiedergeburt übernommen, und auch den Glauben, dass der Kreislauf der Wiedergeburt durch den Moment der Erleuchtung und Befreiung unterbrochen werden kann. Die Art und Weise der Wiedergeburt wird dabei maßgeblich durch das Karma geprägt, das als eine Art Spiegel der moralischen Lebensqualität eines Menschen fungiert. Allerdings ist der Moment der Unterbrechung dieses Kreislaufs nicht an den Zyklus der Wiedergeburten gebunden. Während im Hinduismus die Entscheidung zwischen zwei Lebenszyklen fällt, kann die Befreiung, die Erleuchtung im Tantra auch während eines solchen Zyklus‘ erfolgen. Um den Zustand der Befreiung zu erfahren, muss erst Kundalini aktiviert werden, eine transzendentale Kraft, die sich in jedem menschlichen Körper befindet.

Kundalini ist dabei nicht die einzige spirituelle und okkulte Kraft, die freigesetzt werden kann. Während der Hinduismus diese Kräfte – auch Siddhis genannt – als hinderlich und als Störfaktoren wahrnimmt, wenn es um geistige Entfaltung und Erleuchtung geht, haben Tantrika indes akzeptiert, dass eine Befreiung jener Siddhis eine Art natürliche Nebenwirkung tantrischer Praktiken ist, und dass diese nicht etwa hinderlich sind, sondern genutzt werden können auf dem Weg zur Befreiung.

Diese Kräfte sind in der Welt des Tantras eng verbunden mit dem Menschen, den Göttern, dem Universum und den alten tantrischen Ritualen. Vor allem aber werden all diese nicht als einzeln wirkende Faktoren wahrgenommen, sondern als ein einheitliches Ganzes, als Manifestationen ein und desselben. Beispielsweise lautet eine berühmte Passage einer tantrischen Überlieferung: „Das Universum ist ein großer Mensch. Der Mensch ist ein kleines Universum.“ In der Tat spielt die Sprache im tantrischen Weltbild eine nicht unwichtige Rolle. Sie erzeugt Narrative, die gleichermaßen religiös, philosophisch, sexuell, nicht-dualistisch und rituell anleitend zu interpretieren sind. Auch der bereits erwähnte Nicht-Dualismus ist vor allem ein Bild, das durch sprachliche Mittel hervorgehoben wird. So wird in tantrischen Texten größter Wert darauf gelegt, nicht zwischen geistigen und geistlichen Werten zu unterscheiden, zwischen dem Profanen und Spirituellen, wie es genannt wird. Eine der wichtigsten tantrischen Erkenntnisse ist, dass alles profan, dass alles spirituell, dass alles sexuell, rituell, philosophisch oder auch einfach nur existent sein kann. Die menschliche Existenz ist denselben Gesetzen und Prämissen unterworfen wie die göttliche, wie die universelle Existenz. Nichts kann sich über das andere erheben. Alles fließt ineinander, und wenn man Part des einen ist, dann ist man zugleich auch Part des anderen. Erschließt sich einem das A, so versteht man gleichzeitig auch das O.

Es läuft an dieser Stelle wieder auf die Metapher des Webstuhls hinaus – die eingangs beschriebene Möglichkeit, den

Begriff des Tantra zu übersetzen. All diese Dinge, der Mensch, die Götter und das Universum, sie bilden ein lebendes, miteinander verflochtenes Gewebe. Für Egoismus, für übertriebenes selbstorientiertes Denken und Handeln ist in dieser Welt kein Platz. Ein isoliert denkender, übertrieben ichbezogener Mensch wird jedoch nicht der tantrischen Welt verwiesen, sondern ihm wird gelehrt, die Verflochtenheit allen existierenden Lebens zu erkennen, inklusive des eigenen Platzes innerhalb dieses Geflechts.

WIE TANTRA GELEHRT WIRD

Die zahlreichen Praktiken, derer man sich bedient, um unter anderem dieses Ziel zu erreichen, werden zumeist im Kreise einer Lehrgemeinschaft durchgeführt. Für diese Gemeinschaften gibt es zahlreiche Namen – im Hinduismus etwa werden sie *Kula* genannt, *Sangha* hingegen im Buddhismus. Geleitet werden diese Kreise von einem Guru – im Unterschied zu vielen anderen Religionen spielen jedoch weder Hautfarbe noch Alter, Geschlecht oder die soziale Herkunft beim Guru eine Rolle. Das einzig wichtige ist, dass sich der Guru in einer Übertragungslinie – einer Art Direktverbindung gewissermaßen – zu Autoritäten kosmischen Ursprungs befindet, zu Shiva beispielsweise, oder Buddha. Um einer solchen tantrischen Gemeinschaft angehören zu können, ist ein Initiationsritus von besonderer Bedeutung. Sinn dieser Einweihung ist es, von einem gelehrten Meister ein grundlegendes Verständnis tantrischer Texte, Inhalte und Praktiken zu erlangen. Die Bedeutung jener Texte kann sich nämlich im Laufe der Reifeentwicklung eines Menschen verändern, je nachdem, welchen Interpretationsschwerpunkt man in gewissen Phasen des Lebens setzt. Um diese Bedeutungswechsel deuten zu können, ist ein Grundlagenverständnis unabdingbar. Dies ist eine der großen Besonderheiten tantrischer Praktiken – sie bilden mehr als nur eine Ansammlung starren Wissens, sondern sind flexibel und verändern sich genauso wie jene, die sie ausführen.

Zentraler Bestandteil jener Praktiken und Gemeinschaftskreisen sind die entsprechenden Tantra-Schriften. Diese haben keinen klassischen Verfasser, auf den man sich berufen könnte, sondern werden als Werke von beispielsweise Shiva oder Buddha aufgefasst. Gattungstechnisch könnte man sie der Offenbarungsliteratur zuordnen, in deren Zentrum Abhandlungen über beispielsweise übernatürliche Erscheinungen und Erfahrungen stehen. Diese drehen sich im Tantra häufig um die Wesenheiten Shiva, Buddha oder Shakti (eine der entscheidenden Urkräfte des Universums). Obgleich vor allem die Texte und Schriften hinduistischen Ursprungs an sich von sehr vielfältiger Natur sind, kann man sie grundlegend in zwei Kategorien unterteilen, die einen Hauptbestandteil der Schriftsammlungen bilden: Die *Agamas* und die *Nigamas*. In den *Agamas* beantwortet Shiva Fragen von Shakti, und in den *Nigamas* stellt sich Shakti Shivas Fragen. Ein dritter wichtiger Bestandteil neben diesen beiden Kerntextarten sind die anweisenden Schriften zur *Sandhana*, also zur Ausübung tantrischer Praktiken.

TANTRA UND DIE FRAUEN-VEREHRUNG

Eine weitere Eigenart, die dem Tantra eine Sonderstellung verleiht, ist die aus dem hinduistischen abgeleitete Verehrung weiblicher Gottheiten. Göttinnen bilden im Tantra die Summe der inneren Energien allen Lebens, und in einem universellen Sinne stehen sie für den Stoff, aus dem das Universum gemacht ist, die allem zugrundeliegende Struktur gewissermaßen. Im Zentrum der Göttinnenverehrung steht Shakti, die weibliche Urkraft und Urenergie des Universums. Und da in den tantrischen Lehren alles eins ist, alles ineinander greift, beschränkt sich die Verehrung nicht bloß auf weibliche Gottheiten. So, wie alle Göttinnen Frauen sind, so sind auch alle Frauen Göttinnen. Patriarchale Strukturen sind in einer tantrischen Gesellschaft demnach weder erwünscht noch berechtigt, Frauen also ebenso befähigt, Gurus zu werden und ihre Lehren weiter zu geben, wie Männer.

Zusammenfassend lässt sich Tantra wie folgt beschreiben: die Werte und Praktiken fußen allesamt auf der Idee des Non-Dualismus, auch Monismus genannt. Der Vorstellung also, dass alle relevanten Energien und Bestandteile der Welt, des Universums, eins sind. Dass es keinen Unterschied gibt zwischen der profanen, menschlichen Welt und der spirituellen, göttlichen Welt. Der Mensch ist ebenso wie die Gottheiten und höheren Energien eine Manifestation der höheren Realität, die alles und jeden umfasst und die wahre Struktur und Natur aller Dinge ist. Die Praktiken des Tantras dienen dazu, sich dieser Realität bewusst zu werden und dadurch Erleuchtung zu erlangen. Aufgrund dieser Tatsachen hat Tantra eine nahezu einzigartige, bejahende Einstellung zu allen weltlichen, sinnlichen und sexuellen Belangen des Lebens, da diese als Erfahrungen angesehen werden, die Erkenntnis und Erleuchtung bringen können. Es wurden gar Techniken und Praktiken entwickelt, um sinnliches Erleben zu maximieren und so intensiv wie möglich zu gestalten, um Erleuchtung zu erlangen.

Die Initiationsriten und die Aufgabe der Gurus sind von besonderer Bedeutung, da sie die Grundlage des tantrischen Weges schaffen. Frauen werden im Gegensatz zu anderen spirituellen Schulen verehrt, sozialen und ethnischen Hintergründen wird keinerlei Bedeutung beigemessen. Tantra ist ein Weg zur Erleuchtung, der allen zur Verfügung steht, die bereit sind, ihn zu gehen.

Tantra sagt,
befreie als erstes deinen Körper –
befreie ihn von jeder Unterdrückung.
Erlaube deiner Körperenergien zu fließen,
löse alle Blockaden auf.

Osho

Ja zum Leben, Ja zum Körper

OHNE LEBEN KEINE BEFREIUNG

Die meisten großen Weltreligionen eint vor allem eines: die Idee der totalen Askese, der Selbstkasteiung. Der absolute, körperliche Verzicht ist ein anerkanntes Mittel, um geistige und seelische Freiheit zu erlangen. Sei es nun in Form des Eintritts in ein Paradies oder eines beliebigen anderen religiösen Ideals. In den am weitesten verbreiteten Formen des Hinduismus und Buddhismus existiert die Überzeugung, Erleuchtung sowie Weisheit nur dann erlangt werden können, wenn ein Mensch vollkommen auf die Befriedigung seiner Sinne und Gelüste verzichtet und sich von der Welt gänzlich zurückzieht. Statt reiner

Sinneslust zählt dort nur die absolute Reinheit des Geistes.

Die Gelehrten des Tantra sowie dessen Schriften stellen diesen asketischen und einschränkenden Ansatz grundlegend in Frage. Basis dieses Anzweifelns ist der Monismus, der Glaube, dass alles ein natürliches Ganzes bildet. Aus dieser Annahme ergibt sich im Tantra die Frage, warum man auf die natürlichen Triebe und spontanen Impulse verzichten sollte, wo sie doch natürlich sind, Teil des Ganzen sind. Warum sollte man sich aus der Welt zurückziehen und allen Vergnügungen und Abenteuern entsagen, die sie bereithält, wo diese Welt doch Teil eines Menschen ist, genauso, wie auch jeder Mensch Teil dieser Welt ist? Diese Fragen, ebenso wie die Konsequenzen, die sich daraus ergeben, sind ein absoluter Bruch mit hinduistischen und buddhistischen Traditionen und Idealen. Ein Bruch mit der stets dualistischen Vorstellung, dass dem weltlichen der Rücken gekehrt werden muss, um Erleuchtung zu finden.

Statt die Welt und alle mit ihr einhergehenden Erfahrungen abzulehnen und sich davon abzuwenden, lehrt Tantra eine lebensbejahende Einstellung. Die tantrischen Schriften ordnen der Welt, dem Profanen, wie es im Stile des Dualismus‘ heißt, eine wichtige Rolle auf dem Weg zur Erleuchtung zu. Einerseits kann das weltliche Leben ein praktischer Mittel zum Zwecke der Erleuchtung sein, und andererseits lehrt Tantra, durch die Erkenntnisse der Erleuchtung und Befreiung das weltliche Leben bewusst und befriedigend wahrzunehmen und zu erleben.

DER KÖRPER ALS HEILIGTUM

Die konventionellen Geistesschulen trennen in ihren Vorstellungen nicht nur das Profane vom Spirituellen, sondern auch den Körper vom Geist. Der Körper und dessen Gelüste, so heißt es vielerorts, stehen dem Geist im Wege auf der Suche nach Befreiung und Weisheit. Die tantrischen Schriften jedoch stellen Körper und Geist stets als Einheit dar, als nicht eindeutig voneinander zu trennendes Gebilde. Dem Körper wird gar eine erhöhte Kostbarkeit zugeschrieben – schließlich ist er die Quelle der Kundalini, der jedem Menschen innewohnenden Urkraft. Drum geht es bei tantrischen Praktiken nicht darum, den Körper zu überwinden, wie man es formulieren könnte, um dcn Geist hervorzuheben, sondern darum, den Körper zu stärken, zu erleuchten, zu befreien.

Die ultimative Erfahrung und Wahrnehmung des eigenen Körpers ist eine Manifestation spirituellen Bewusstseins und göttlicher Erfahrung. So wird der Körper in den tantrischen Schriften nicht als Quelle von Leid, Sünde und Schmerz wahrgenommen, wie es in vielen anderen Anschauungen der Fall ist, sondern als Quelle des Göttlichen, als das ultimative Mittel zur Befreiung des Geistes. Da diese Befreiung nur mit einem intakten und befriedigten Körper erfolgen kann, ist es ein zentraler und elementarer Bestandteil des Tantra, den Körper gesund zu halten.

DIE TANTRISCHEN PFADE

Vor allem sinnliche Reize und Impulse – diese hängen ja schließlich unmittelbar mit dem Körper zusammen – sind laut tantrischer Lehre nicht weiter abzulehnen. Im Gegenteil – sexuelle Energien sind einer der wichtigsten Grundbausteine, um eine spirituelle Erfahrung machen zu können. Sexuelle Handlungen gelten hier nicht länger als sündiges Laster, als Hindernis auf dem Weg zur Erleuchtung, sondern als ein enorm wichtiges Mittel, um diese zu erlangen. Daher wurden tantrische Praktiken im Laufe der Geschichte immer weiter durch sinnliche und sexuelle Übungen und Elemente ergänzt, der Geschlechtsakt an sich zu einem tantrischen Ritual weiterentwickelt.

Bei den körperlichen Aspekten des Tantra wird unterschieden zwischen dem linkshändigen Tantra, Vamachara genannt, und dem rechtshändigen Tantra, bekannt als Dakshinachara. Die linke Hand findet dabei vor allem Anwendung in rituellen Praktiken, was auch Massagen und

Liebesspiele mit einschließt. Die rechte Hand hingegen ist ein wichtiges Element bei allerlei meditativen Aspekten des Tantras.

TANTRA BEDEUTET FLEXIBLE KONTROLLE

Die explizite Bejahung der Lust und des Lebens soll jedoch keineswegs bedeuten, dass ein rein weltlich ausgekostetes Leben ausreicht, um Erleuchtung zu finden. So lautet etwa ein berühmter Auszug aus einer tantrischen Schrift: „Wenn man wirklich Vollkommenheit durch Wein trinken erreichte, würden alle Säufer Vollkommenheit erreichen. Würden Tugenden vom Fleischessen kommen, wären alle fleischfressenden Tiere dieser Welt tugendhaft. O Göttin, wenn Befreiung durch die Beglückung der Frauen möglich wäre, würden alle Wesen dieser Welt befreit sein.“ Selbst, wenn man bevorzugt den linken Weg des Tantras geht, den Vamachara, ist es unerlässlich, regelmäßig die Schriftcn des Tantras zu studieren und auch ihre nicht-sinnlichen Lehren zu befolgen.

Generell bedeutet auch Vamachara, der lust- und körperbetonte Weg des Tantra, nicht, dass man in Zügel- und

Maßlosigkeit verfallen und sich vollends kopflos der Lust hingeben darf. Der wahre Reiz tantrischer Lehren besteht nicht in der expliziten Notwendigkeit körperlicher, sexueller Praktiken, sondern darin, sich nicht in ihnen zu verlieren. Sich der Lust hinzugeben ist nicht gleichzusetzen mit den Versuchungen erliegen, die damit einhergehen. So, wie auch die Liebe sowie der Akt der Liebe leidenschaftlich, vielfältig, flexibel und von praktischer Natur ist, so sind es auch die Lehren des Tantra. Sich den eigenen Gelüsten hinzugeben darf hier nicht verwechselt werden mit einer Art Freizeitbeschäftigung. Der rituelle Akt des Geschlechtsverkehrs folgt strengen Regeln und liegt klaren Anleitungen zugrunde. Die Lehren des Tantra fordern das Innere und das Äußere eines Menschen gleichermaßen, und selbiges gilt für den rituellen Geschlechtsverkehr. Das Ziel dessen ist schließlich nicht die pure Freude an sich – es geht dabei immer um Selbsterkenntnis.

Die Rituale des Tantra folgen zwar strikten Anweisungen und Abfolgen – allerdings gilt auch hier der Grundsatz: Tantra ist flexibel. Die Methoden und Rituale passen sich den Menschen an, die sie durchführen.

Schließlich steht beim Tantra der Mensch im Mittelpunkt, und die Wege und Praktiken, die es hervorgebracht hat, dienen einzig dem Zweck, die geistigen und körperlichen Fähigkeiten des Menschen auf die für ihn persönlich bestmögliche Art und Weise zu kombinieren und zu stärken. Jeder erhält die Freiheit, die er braucht, um seinen ganz eigenen, bestens abgestimmten tantrischen Weg zu finden und zu gehen.

Die Geschichte des Tantra

ALTE URSPRÜNGE

Mit absoluter Sicherheit lässt sich über die Entstehungsgeschichte des Tantra nur sehr wenig sagen. Als sicher gelten nur einige wenige Infos:

- Tantrische Techniken sind stellenweise über 3000 Jahre alt
- Früheste tantrische Aufzeichnungen stammen jedoch erst von 600 n.Chr.
- Zur selben Zeit wurde Tantra populär

Was genau geschah, damit Tantra im Laufe des sechsten Jahrhundert in derart rapider Geschwindigkeit an Popularität gewann, ist historisch so gut wie gar nicht nachvollziehbar. Fest steht lediglich, dass sich

Tantra während des sechsten Jahrhunderts wie das sprichwörtliche Lauffeuer durch ganz Indien und darüber hinaus verbreitete, eine religiöse Modeerscheinung gewissermaßen.

Und genau so schnell, wie Tantra sich auf dem indischen Subkontinent und darüber hinaus verbreitet hat, verschwand es auch wieder ein paar hundert Jahre später fast vollständig von der asiatischen Bildfläche. Im 13. Jahrhundert etwa gab es einen spirituellen und gesellschaftlichen Umschwung, in dessen Verlauf die mystischen und geradezu okkult angehauchten tantrischen Rituale an Beliebtheit einbüßten und tantrische Praktiken in kultureller Bedeutungslosigkeit versanken – ehe sie erneut einige hundert Jahre später wieder an Beliebtheit gewannen. Den Ursachen dieses merkwürdigen On-Off-Phänomens versuchen Forscher und Historiker bis heute noch auf den Grund zu gehen, wobei sie bereits zu einigen ganz erstaunlichen Ergebnissen gelangt sind. Diese sollen, zusammen mit anderen historischen Zusammenhängen, in diesem Kapitel etwas genauer beleuchtet werden.

VON DER PERIPHERIE INS ZENTRUM

Sowohl im geographischen als auch im spirituellen Sinne kann man behaupten, dass Tantra aus den weitläufigen Schatten einer Kultur entstanden ist, in der Peripherie einer Gesellschaft. Das geht aus den tantrischen Basistexten hervor, den Tantras und den Agamas. Historischen Studien zufolge, die sich neben anderen Quellen auch auf jene Texte beziehen, entwickelte sich das moderne Tantra überwiegend in drei indischen Gebieten:

- Bengalen
- Kaschmir
- Assam

Allesamt Regionen am Rande des Subkontinents, voll von hinduistischen Provinzen, in denen eine allzu konservative Religionsauslegung abgelehnt wurde, wo es noch zahlreiche lokale Gottesanbetungen gab und die daher überaus empfänglich waren für die progressiven, tantrischen Ideen und Ideale.

Neben der geographischen gibt es auch einige spirituelle Einflüsse (abgesehen von den hinduistischen), aus denen Tantra hervorgegangen ist. Hier spielen insbesondere der aus China kommende Taoismus sowie der tibetanische Buddhismus eine Rolle.

Doch so, wie Tantra aus bestimmten spirituellen Strömungen entstanden ist, hat es auch andere Religionen beeinflusst. Einige prominente Beispiele sind:

- Buddhistische Strömungen
- Shivaismus
- Vishnuismus
- Sufismus

In all diesen (Teil-) Religionen findet man tantrische Einflüsse und von tantrischen Texten inspirierte sowie tantrisch interpretierte Geisteshaltungen. Selbst der Sofismus, eine muslimische Strömung, weist stellenweise tantrische Muster auf. Somit haben historische Forschungen ergeben, dass Tantra nicht nur für sich genommen eine beachtliche, weit verbreitete, spirituelle Modeerscheinung war, sondern sich von der Peripherie der subindischen Gesellschaft durch Verzweigungen in zahlreiche andere Religionen und geistige Strömungen in Zentrum einer ganzen Kultur geschlichen hat.

Dabei deutet eine Entdeckung darauf hin, dass Tantra aus dem Zentrum nicht nur der indischen Kultur, sondern der indischen Volksgeschichte stammt. Zahlreiche Symbole in tantrischen Schriften, wie etwa das Phallussymbol oder die Anbetung femininer Gottheiten, finden sich schon in der Jahrtausende alten Induskultur. Einige Forscher gehen demnach davon aus, dass tantrische Schriften andere Religionen und Strömungen nicht nur geprägt haben, sondern dass diese aus Tantra heraus entstanden sind.

Parallelen zum alten Schamanismus

Erstaunliche Parallelen gibt es auch zwischen Tantra und dem alten Schamanismus, der, dem Tantra nicht unähnlich, aus diversen Schriften und Praktiken heraus entstanden ist. Manche dieser Praktiken decken sich, so zum Beispiel:

- Das Chöd-Ritual
- Das Tummo-Ritual
- Die Nutzung entheogener Pflanzen

Sowohl die alten Schamanen als auch die Tantrika in Tibet führen das Chöd-Ritual duch. Dabei wird ein Festmahl hergerichtet, das man zusammen mit heraufbeschworenen Dämonen einnimmt. Man selbst opfert sich im Zuge des Rituals. Dies geschieht durch die enthauptende Hand einer Göttin, die von der durch die Meditation heraufbeschworene Macht erscheint und den Geist des Meditierenden richtet. Die Dämonen laben sich daraufhin an dessen Fleisch und Blut, bis man sich selbst lediglich als wandelndes Skelett wahrnimmt. Dieser Ritus entspricht verblüffend genau einem Initiationsritual der Schamanenstämme Sibiriens.

Auch das Tummo-Ritual findet sich in beiden Lagern wieder. Ziel dieser ganz erstaunlichen Meditationstechnik ist es, die eigene Körpertemperatur zu regulieren und bewusst zu steuern – und zwar ganz ohne Hilfsmittel. Vor allem die starke Erhöhung der Körpertemperatur bei gleichzeitig extrem niedriger Umgebungstemperatur ist eines der Hauptziele des Tummo-Rituals.

Die Nutzung entheogener Pflanzen wird ebenfalls sowohl im Tantra als auch im Schamanismus gelehrt – jener Pflanzen also, deren Wirkung das Erleben spirituell erweiterter Bewusstseinszustände sowie Begegnungen mit höheren Wesenheiten sind. Diese Pflanzen werden gezielt eingesetzt, um in tranceartigen Zuständen rituelle Handlungen ausführen zu können, wie etwa:

- Das innere Licht
- Der mystische Flug

- Die Konsultation der großen Geister

Vor allem der mystische Flug erfreut sich auch über Tantra und dem Schamanismus hinaus großer Beliebtheit – im Laufe dieses Rituals verlässt der Geist den Körper und steuert auf ein weit entferntes Ziel zu, dessen Erreichen Erleuchtung bringt.

Ein wichtiger Unterschied zwischen tantrischen und schamanischen Praktiken ist jedoch die Intention – Tantrika nutzen ihre Rituale stets um ihrer selbst Willen, wohingegen Schamanen mit ihren Ritualen hauptsächlichen anderen helfen wollen.

TANTRA UND DER OPFER-KULT

So, wie es einige Verbindungen zum Schamanismus gibt, weisen tantrische Schriften und Rituale auch eine ganze Handvoll Gemeinsamkeiten zum Veda-Opferkult auf. Die vedische Religion ist nachweislich eine der ältesten Religionen Indiens, sogar der Welt. Ihre Rituale zielten vor allem darauf ab, Geister der Natur sowie deren Kräfte zu stärken und bedienten sich sehr gestisch gestalteten Tänzen und Schrittfolgen.

Diese unter dem Begriff Kali-Yoga zusammengefassten Praktiken gelten jedoch inzwischen als veraltet, unpraktisch und gar lächerlich. Dennoch haben sich Tantrika nicht davon abbringen lassen, einige der vedischen Rituale ins Tantra mit aufzunehmen. Die entsprechenden Schriften betonen zwar immer wieder, dass sie den vedischen Ritualen – auch aufgrund ihrer sehr dualistischen Geisteshaltungen, vor allem in Geschlechterfragen – zwar nicht feindselig gegenüber stehen, sie aber dennoch als minderwertig erachten, wenn sie nicht um tantrische Elemente erweitert werden.

Dennoch sind einige Forscher der Meinung, dass auch im heutigen Tantra noch ein Stück einer der ältesten Religionen der Welt fortbesteht.

HINDUISMUS ODER BUDDHISMUS – WAS WIEGT MEHR?

Die Frage, ob die Henne oder das Ei zuerst da war, lässt sich auf zahlreiche Ebenen und Themen übertragen. Tantra bildet da keine Ausnahme. Die Gelehrten des Tantra, die Tantrika, streiten seit Jahrhunderten darüber, ob es zuerst das hinduistische oder erst das buddhistische Tantra gegeben hat. Für die Lehren als solche spielt die Beantwortung dieser Frage keine sonderlich große Rolle, jedoch hat sich im Laufe der Epochen eine Art kleine Rivalität zwischen den Anhängern des hinduistischen und denen des buddhistischen Weges gebildet. Hinweise, welche Strömung nun die erste war, gibt es für beide Richtungen.

Für den Buddhismus sprechen vor allem historisch und hermeneutisch belegbare Quellen:

- Die meisten der zahllosen tantrischen Texte sind buddhistischen Ursprungs

- Gleiches gilt für ganze Schriftsammlungen

- Tantrische Tempeltraditionen decken sich ebenfalls mit denen des Buddhismus

Eindeutig dem Hinduismus bzw. einem hinduistischen Ursprung zuzuordnen kann man dagegen:

- Rituelle Elemente

- Mantras

- Die Verehrung der Hindu-Götter

- Sexuelle Prioritäten und Praktiken

- Religiöse Semiotik

- Linguistische und mystische Sprachelemente

- Esoterische Komponenten

Räumlich zu trennen sind diese beiden Ursprünge kaum, da sich Hinduismus und Buddhismus über mehrere hunderte Jahre auf demselben geographischen Raum bewegt und sich ihre Lehren gründlich vermischt haben. Die meisten der Siddhas – der tantrischen Meister also – lassen sich zu etwa gleichen Teilen beiden Weltreligionen zuordnen, sodass auf diese Weise keine Präferenz ausgemacht werden kann.

Die Frage nach Henne und Ei kann nur in den seltensten Fällen eine Antwort geben, und Tantra gehört leider nicht dazu. Forscher sind sich dieser Tage weitestgehend darüber einig, dass Tantra aus einer bunten Mischung hinduistischer, buddhistischer, esoterischer und spirituell nicht eindeutig zuzuordnender Richtungen und Strömungen entstanden ist. Die Frage nach dem *einen* Ursprung lässt sich also beantworten mit: es gibt ihn nicht.

Beide Religionen haben gleichermaßen ihren Anteil daran, dass Tantra heute das ist, was es ist.

ZUSAMMENFASSUNG TANTRISCHER GESCHICHTE

Verschafft man sich einen Überblick über die Geschichte des Tantra, hinsichtlich seiner zeitlichen, geographischen und spirituellen Entstehung und Ursprünge, erhält man folgende wichtige Eckdaten:

- Aufgetaucht ist es erstmals im 5. Jahrhundert
- Eine starke Verbreitung folgte vor allem im 6. Jahrhundert
- Die tantrische Hochphase hielt bis 1300 n.Chr. an
- Danach nahm seine Verbreitung sukzessive ab
- Viele Praktiken des Tantra wurden in andere Religionen und religiöse Strömungen übernommen
- Es gibt Verbindungen zu zahlreichen anderen geistlichen Strömungen, siehe Schamanismus und Veda-Kult

- Die wichtigsten Hauptströmungen ergaben sich aus buddhistischen und hinduistischen Traditionen

- Der religiöse Ursprung des tantrischen Weges ist nicht eindeutig verifizierbar

- Heutzutage sind die Traditionen nicht mehr eins, sondern haben sich in ihre Ursprünge aufgegliedert

Das was wir am meisten brauchen und was uns die meiste Kraft gibt, ist wahrscheinlich auch das, wovor wir uns am meisten fürchten. Diese Furcht zeigt, dass wir unsere Verantwortung leugnen, aktive Mitschöpfer der Welt zu sein, denn die Kundalini-Kraft ist es, die uns zu Schöpfern macht.

Rosalyn L. Bruyere

Kundalini-Tantra

WAS BEDEUTET KUNDALINI?

In der Welt des Tantras und des tantrischen Yogas gibt es kaum ein wichtigeres Element als Kundalini – die Schlangenkraft im Inneren eines Menschen. Manch einer würde sie vielleicht sogar als die wichtigste Tantra-Komponente bezeichnen. Doch was bedeutet Kundalini eigentlich?

Eine ganze Menge.

Kundalini ist …

- Eine universelle Urkraft
- Jedem einzelnen Menschen innewohnend
- Im mikrokosmischen Bereich des Körpers zu finden
- Eine der stärksten Energien des Universums

- Durch Worte nur äußerst unzureichend zu beschreiben.

Die Kundalini-Kraft dabei jedoch nur als eine Form von kosmischer oder universeller Energie zu bezeichnen, würde ihr nicht wirklich gerecht. Es handelt sich um eine Art übergeordneter Intelligenz. Etwas, das der biblischen Form eines Segens sehr nahe kommt.

Dies zumindest ist die metaphysische Bedeutung von Kundalini. Wörtlich genommen bedeutet es so viel wie „die Zusammengerollte“. Bildhaft dargestellt wird es oft als Schlange, die dreieinhalbfach im unteren Chakra zusammengerollt ist. Im tantrischen Sinne bedeutet dies, dass die Schlange – die Kundalini-Kraft also – bei den meisten Menschen schlafend oder nicht aktiv, allerdings sehr wohl vorhanden ist. Und wie eine schlafende Schlange kann man auch die Kundalini-Kraft mit den geeigneten Mitteln und Methoden erwecken.

DAS ERWACHEN DER SCHLANGENKRAFT

Sollte die Kundalini-Kraft in einem Menschen erwachen, so sollen die erlebten Gemüts- und Gefühlszustände sowie Empfindungen von ganz und gar einzigartiger Natur sein. Mit einem Kundalini-Erwachen verbunden werden:

- Schnelle und intensive Körpertemperaturwechsel
- Synästhetische Erlebnisse
- Optische und akustische Sinnesschärfungen, mitunter auch schmerzhaft intensiv
- Gänsehaut am ganzen Körper
- Spontane elektrische Aufladungen im Körper

Wird das Erwachen von Kundalini bewusst und sorgfältig kanalisiert durch eine Meditation oder eine andere tantrische Praxis herbeigeführt, ist es verbunden mit einer ganzheitlichen Wesensänderung eines Menschen. Damit einher gehen Veränderungen bezüglich:

- Aussehen
- Emotionales und rationales Empfinden
- Physiologische Komponenten (wie beispielsweise die Atmung)
- Allgemeine Artikulation
- Weisheit und Intelligenz

Nicht umsonst gilt das Erwachen der Kundalini-Kraft und alle damit einhergehenden Veränderungen im Tantra als nächster Schritt der menschlichen Evolution. Allerdings ist der Weg dorthin mit größtmöglicher Vorsicht zu gehen. Sollte das Erwachen der Kundalini-Kraft nämlich unter unvorhergesehenen Umständen geschehen, ohne eine geschulte Aufsicht, kann dies katastrophale Auswirkungen haben. Trifft die allumfassende Macht des Kundalini einen Menschen unerwartet und unvorbereitet, so stellt dies ein fatales Schockerlebnis für ihn dar, das genau die gegenteiligen Auswirkungen haben kann wie die oben beschriebenen.

Daher legt tantrisches Yoga größten Wert auf ein langsames, vorsichtiges, kontrolliertes, sanftes Erwecken der Kundalini-Kraft, um den Schock zu vermeiden und dieses Erlebnis derart angenehm zu gestalten, wie es vorgesehen ist.

MENTALE AUSWIRKUNGEN VON KUNDALINI

Neben den physiologischen Effekten und Veränderungen hat das Erwachen der Schlangenkraft auch einige mentale Auswirkungen. Eine der wichtigsten davon bezieht sich auf das Bewusstsein von Dualitäten:

- Kundalini verändert die Wahrnehmung von Dualitäten
- Der Mensch wird sich keiner Dualitäten mehr bewusst
- Dualitäten werden vereinheitlicht
- Vereinheitlichte Elemente von Dualitäten werden zu Erfahrungseinheiten

Das Universum erscheint dem Menschen nicht mehr als ein duales System, sondern als einheitliches Ganzes, und die Elemente der Einheit durchziehen jede einzelne Bewusstseinsebene. Das Gefühl, das während dieser Erfahrung empfunden wird,

wird mit einer Art alles durchdringenden Energie beschrieben, die sich auf eine ähnliche Weise durch den Körper zieht wie die Erfahrungseinheit durch das Universum.

Diese Erfahrung macht auch vor dem eigenen Körper nicht halt:

- Atmung
- Herzschlag
- Artikulation
- Rhetorik
- Sexualität

… all diese Elemente des menschlichen Lebens werden in der Regel als strikt voneinander getrennte Systeme wahrgenommen – doch Kundalini-Tantra offenbart, dass diese Systeme eine Einheit bilden, eine Manifestation eines einzigen, großen, universellen Bewusstseins.

Kundalini-Tantra lehrt nicht mehr und nicht weniger als das absolute Bewusstsein und die vollkommene Kontrolle über den eigenen Körper, die eigenen körperinneren Systeme, die eigenen körperlichen

Energien. Und wer diese Energien zu händeln weiß, wird darin eine schier unerschöpfliche Quelle an Glückseligkeit, Weisheit, Befriedigung und Leistungsfähigkeit entdecken und ihre Ressourcen nutzen können.

Wichtig beim Erwecken der Kundalini-Kraft ist, dass die Erweiterung des eigenen Bewusstseins Schritt für Schritt herbeigeführt und nicht von null auf hundert hochgefahren wird. Ein Tantra-Schüler macht sich die Führung seines Gurus zunutze, der ihm mittels tantrischer Impulse das Tempo der Erweiterung vorgibt, ein Chakra nach dem anderen öffnet und dafür sorgt, dass der Schüler mit jedem geöffneten Chakra das Bewusstsein Stück für Stück erweitert und die Wahrnehmung sich stets vergrößert.

Kundalini-Tantra in der Praxis

PRÄVENTIVE MAßNAHMEN

Möchte man nun nach all den Vorteilen, von denen man bezüglich der Kundalini-Kraft erfahren hat, selbige erwecken, so kann dies nicht einfach von heute auf morgen geschehen. Die Auswirkungen der Schlangenkraft sind schließlich viel zu gewaltig, als dass sie zu einem allzu günstigen Preis zu haben wären. Im Gegenteil – eine jahrelange geistige wie körperliche Vorbereitung ist notwendig, um das eigene Kundalini zu befreien. Die Gurus und Meister empfehlen unter anderem:

- Eine gut durchdachte Diät
- Generell gesunde Ernährung

- Tägliche Meditationen
- Ein gründlich aufgebautes, tiefgründiges Hintergrundwissen tantrischer Lehren
- Studium aller wichtigen tantrischer Schriften

Denn erst, wenn ein Mensch vollends begriffen hat, was Tantra wirklich bedeutet, was Kundalini wirklich bedeutet, erst dann ist er bereit, jene Kraft in sich selbst zu entdecken, zu erforschen und zu befreien. Es gibt auch einige Anzeichen dafür, dass die Kundalini-Kraft im Zuge der vorbereitenden Maßnahmen selbst zum Erwachen kommt respektive sein Erwachen vorbereitet. Laut tantrischer Schriften ist es zum Beispiel ein gutes Zeichen, wenn man sich schlagartig mit existentiellen Fragen des menschlichen und universellen Daseins beschäftigt – mit jenen Fragen gewissermaßen, auf die Kundalini eine Antwort liefert. Tantrika gehen davon aus, dass Kundalini – immerhin die intelligenteste Kraft des Universums – seine eigene Erweckung durch das Aufflammen der ihm ganz eigenen Intelligenz selbst anzuregen vermag.

Ebenfalls empfohlen wird ein gründliches Studium der Chakras und allem, was mit ihnen zusammenhängt. Wenn ein grundlegendes Verständnis von Chakras und ihren Wirkmechanismen fehlt, kann es beim Erwecken der Kundalini-Kraft zu mitunter katastrophalen Nebenwirkungen kommen.

Stimuliert und somit zur Erweckung angeregt werden kann Kundalini auch durch Geschlechtsverkehr. Vor allem ausgesprochen lang andauernde, körperlich fordernde (und fast bis an die Schmerzgrenze gehende) Sexualakte in Verbindung mit Lustgeräuschen und stets kontrollierter Atmung erweisen sich als effektiv.

WIE KUNDALINI ERWECKT UND BEFREIT WERDEN KANN

Als besonders populär und vor allem wirksam haben sich zehn Methoden herauskristallisiert, die helfen können, die Schlangenkraft zu erwecken:

- **Man wird mit Kundalini geboren**

Dass man bereits mit der geheimnisvollen Schlangenkraft auf die Welt kommt, ist zwar keineswegs ausgeschlossen, kommt aber extrem selten vor – wenn überhaupt, dann muss es sich bei den Eltern um Tantrika auf einer der höchsten Entwicklungsstufen handeln.

- **Durch Mantras**

Das Rezitieren von bestimmten Auszügen heiliger Schriften im Zuge von Yoga oder bestimmter Meditationen kann ebenfalls Kundalini gezielt erwecken. Dieser Weg gilt, im Vergleich zu den vielen anderen, als relativ energiesparend und sanft, kann aber mehrere Jahre in Anspruch nehmen.

- **Enthaltsamkeit**

Askese ist ein mächtiges Mittel zum Erreichen vielerlei Ziele. Der innere Kern eines Menschen sowie sein Nervensystem werden durch Entbehrungen gestärkt und für Kundalini empfänglich gemacht. Allerdings kann dieser Weg nicht von allen Willigen gegangen werden – er erfordert eine angeborene, innere Stärke und Disziplin, wie sie nur bei den wenigsten Menschen zu finden sind.

- **Die Einnahme entheogener Pflanzen**

Eine der geheimnisvollsten und zugleich unzuverlässigsten Methoden, die Kundalini-Kraft zu erwecken, ist mit Hilfe von Kräutern und Pflanzen, die das Bewusstsein und die Verbindung zum Universum gezielt erweitern sollen. Welche Pflanzen und Kräuter dafür verwendet werden, in welcher Art sie verarbeitet werden und wie genau sie eingenommen werden müssen, ist jedoch ein von den alten Meistern gut gehütetes Geheimnis, über das nur sehr wenig bekannt ist, und es bedarf bestens geplanter und geschulter Führung.

- **Raja-Yoga**

Auch Raja-Yoga, auf das zu späterer Zeit noch genauer eingegangen wird, hat sich als hilfreich erwiesen. Allerdings ist auch dies ein äußerst komplizierter und langwieriger Weg, und wenn man Yoga-Praktiken vorzieht, um Kundalini zu befreien, gibt es effizientere Methoden.

- **Kriya-Yoga**

Während Raja-Yoga eine eher traditionelle Art des tantrischen Yogas ist, bietet Kriya-Yoga eine modernere tantrische Methode zum Erwecken der Schlangenkraft. Kriya mag sich als zuverlässiger erwiesen haben als beispielsweise Raja, allerdings ist auch hierfür ein enormer Zeitaufwand vonnöten, und Phasen des Rückfalls sind nicht ausgeschlossen.

- **Pranayama**

Eigentlich als Teil des Raja-Yogas gedacht, kann Pranayama auch einzeln und für sich genommen durchgeführt werden. Bei diesen bestimmten, in tantrischen Schriften gelehrten Atemtechniken geht es hauptsächlich darum, Körper und Geist durch bestimmte, kontrolliert durchgeführte Atemtechnik zusammenzubringen und als Einheit zu formen. Diese Techniken werden später noch genauer erläutert.

- **Die tantrische Einweihung**

Dies ist vermutlich die schnellste der beschriebenen Methoden. Aber auch eine der am schwersten zu erreichende. Bei der tantrischen Reinigung wird ein Mensch unter der Führung eines Gurus direkt zu seiner Kundalini-Kraft geführt – allerdings ist dieser Ritus selbst in der Welt der Tantrika streng geheim und erfordert eine harte Vorbereitung. Ehe ein Mensch sich diesem Ritus hingeben kann, muss er nämlich sämtliche seiner Leidenschaften hinter sich gelassen und unter Kontrolle gebracht haben. Ein Unterfangen, an dem auch erfahrene Tantrika schon scheiterten.

- **Shaktipat**

Dieser Weg umschreibt im Grunde dieselbe Vorgehensweise wie bei der tantrischen

Einweihung – ein Guru führt einen Menschen direkt und unmittelbar zu seiner eigenen Kundalini-Kraft. Im Gegensatz zur tantrischen Einweihung scheitert diese Methode jedoch nicht zwingend an der mangelnden Vorbereitung des Schülers, sondern viel mehr daran, dass nur die wenigsten Gurus über derart viel Macht verfügen.

- **Selbsthingabe**

Der letzte Weg, manchen nennen ihn den Weg der Verzweifelten. Selbsthingabe bedeutet, sich dem Leben komplett hinzugeben, den tantrischen Weg voller Überzeugung und mit viel Herzblut zu gehen – und darauf zu hoffen, dass dies automatisch zur Befreiung der Kundalini-Kraft führt.

Man sieht also – Kundalini ist nichts, das man an drei sonnigen Nachmittagen durch ein wenig Freizeit-Yoga erlangen kann. Jahre streichen ins Land, mitunter Jahrzehnte, ehe man die universelle Weisheit erlangen kann. Einen Weg zu gehen, der funktionieren *kann*, heißt keineswegs, dass dieser Weg zwangsläufig auch funktionieren *wird*. Daher gibt es unter tantrischen Meistern – und vor allem in der indischen Provinz Kaschmir ist diese Ansicht weit verbreitet – die Auffassung, dass man nach Kundalini gar nicht erst aktiv suchen sollte. Viel hilfreicher, als sich yogischen Ritualen und jahrelanger, womöglich gar schädlicher Askese hinzugeben, sei es, sich ein ruhiges, positives, offenes und spirituelles Umfeld im Alltagsleben zu erschaffen. Dies schaffe für den menschlichen Geist mindestens genauso gute Voraussetzungen für das Erwecken der Kundalini-Kraft. Diese trete schließlich zumeist sehr spontan auf, und so sollte es auch bleiben.

WORAN MAN MERKT, DASS KUNDALINI ERWACHT

Tantrika und jene, die bereits eine Kundalini-Erfahrungen gesammelt haben, haben eine lange Liste an Beobachtungen zusammengetragen, die mit dem Erwachen von Kundalini einhergehen. Einige wurden bereits schon aufgeführt, doch Kundalini hat noch eine ganze Reihe weitere Auswirkungen auf den Menschen, von denen einige gar gefährlich werden können.

Früh bemerkbar macht die Schlangenkraft sich durch einige Prozesse, die im menschlichen Körper anlaufen und Energien, die freigesetzt werden:

- Unkontrollierbare Zuckungen am ganzen Körper
- Starkes, teils schmerzhaftes Hitzeempfinden im Unterleib
- Emotionale Eskalationen, Durchleben emotional kritischer und traumatisierender Situationen

- Übersinnliche, übernatürliche Erfahrungen
- Surreales Farbempfinden und verzerrte Wahrnehmung von Formen in der Umgebung
- Akustische Halluzinationen
- Geistliche Begegnungen mit Gottheiten und universellen Astralwesen

Diese Berichte decken sich mit jenen Prozessen, die in modernen tantrischen Schriften überliefert sind und die einhergehen mit dem Erwachen von Kundalini:

- Der ganze Körper steht unter elektrischer Spannung
- Die Atmung setzt spontan aus, ohne, dass man sie kontrollieren kann
- Erschütterungsgefühl im ganzen Körper
- Rasant ansteigendes Gefühl von Wonne
- Spontane Rezitation von Mantras, Durchführung von Pranayamas oder

Yoga-Praktiken, ohne dies zu planen oder gar zu lenken

- Plötzliches Erkennen kosmischer Zusammenhänge und Weisheiten
- Stellenweise wie fremdgesteuert vorgetragene Loblieder und Laudatios
- Schier grenzenlose Kraft und Energie

Zugegeben, all diese Begleiterscheinungen und Merkmale des Erwachens der Kundalini-Kraft lesen sich theoretisch auch wie die Begleiterscheinungen einer ganz anderen Kraft – Stichwort LSD zum Beispiel. Es gibt jedoch wichtige und prägnante Unterschiede zwischen einer Kundalini-Erfahrung und einem Drogentrip oder einer Psychose. Der wichtigste und eindeutigste Unterschied zwischen diesen grundverschiedenen Dingen ist der Bewusstseinszustand. Ein Tantrika ist sich nämlich während ciner Kundalini-Erfahrung immer und zu jeder Zeit seiner selbst und dem, was er gerade tut, bewusst. Auf Menschen, die an einer Psychose leiden oder einen Drogenrausch erleben trifft dies so gut wie nie zu. Darüber hinaus lässt sich eine Kundalini-Erfahrung zu jedem Zeitpunkt mit den richtigen Mitteln abbrechen – auch dies ist bei Psychosen und Drogenerfahrungen eher selten der Fall.

DER RICHTIGE UMGANG MIT KUNDALINI

Eine Kundalini-Erfahrung gehört zu den markerschütterndsten, fundamentalsten Erlebnissen, die ein Mensch zu durchleben imstande ist. Die Wucht einer solchen Erfahrung vermag einen Menschen dauerhaft und nachhaltig aus der Bahn zu werfen. Man muss bereit sein, sich dieser buchstäblich umwerfenden Macht anzuvertrauen, sich gehen zu lassen, sich treiben zu lassen. Der unbeschreiblichen Intelligenz dieser Energie muss genügend Vertrauen entgegen gebracht werden, und dennoch darf man nicht die Kontrolle über das Geschehen verlieren.

Dabei helfen können beispielsweise yogische Übungen und das Rezitieren von Mantras. Auf keinen Fall verzichtet werden sollte allerdings auf einen Führer durch diese Erfahrung, jemanden, der weiß, worauf man sich einlässt, weil die Person es im besten Falle selbst schon einmal durchgemacht hat.

Hat man eine Kundalini-Erfahrung hinter sich gebracht, steht das enorme Bedürfnis nach Abkühlung im Vordergrund – die bereits erwähnte Hitze im Laufe der Freisetzung der Kundalini-Energie ist enorm und kann einem Menschen so einiges abverlangen. Generell sollte man unmittelbar nach dieser transzendentalen Erfahrung auf die eigenen Bedürfnisse reagieren und sich selbst vertrauen. Es gibt Menschen, denen es nach Sport, nach totaler körperlicher Auspowerung gelüstet – dem steht nichts im Wege. Andere fühlen das übermächtige Verlangen nach Schlaf – auch daran ist nichts verkehrt. Der Körper weiß, was er nach so einer erschütternden Erfahrung am nötigsten hat. Und so weiß es auch die Kundalini-Kraft, die von nun an Denken und Handeln maßgeblich zum besseren beeinflusst.

Jeder, der mit seinem Verstand identifiziert ist statt mit seiner wahren Stärke, dem tieferen, im Sein verankerten Selbst, wird die Angst als ständigen Begleiter haben.

Eckhart Tolle

Die sieben Chakras

DAS TANTRISCHE CHAKRA-SYSTEM

Als Chakras werden in der tantrischen Lehre die sieben Energiezentren des menschlichen Körpers bezeichnet. Sie liegen allesamt entlang der Wirbelsäule und sind für verschiedene Zonen und Funktionen des Körpers zuständig.

- **Das Wurzel-Chakra**

Hierbei handelt es sich um das 1. Chakra, auch *Muladhara* genannt. Es liegt am unteren Ende der Wirbelsäule, wird durch ein ockerfarbenes Quadrat symbolisiert und steht nicht nur für das Element Erde, sondern auch für Beständigkeit und Standhaftigkeit.

- **Das Sexual-Chakra**

Bei Svadishthana, dem 2. Chakra, handelt es sich um ein sehr umtriebiges Chakra. Es liegt auf Höhe des Kreuzbeins und steuert den Energiefluss, Emotionen, Sexualität und Bedürfnissteuerung. Es wird durch einen silbernen Halbmond symbolisiert und steht für das Element Luft.

- **Das Nabel-Chakra**

Das 3. Chakra lässt sich am 1. Lendenwirbel lokalisieren. Manipura, wie es genannt wird, symbolisiert das Element Feuer und wird durch ein rotes Dreieck dargestellt. Entsprechend steuert es feurige Emotionen wie Wut und Aggression, aber auch Entschlossenheit und Durchsetzungsfähigkeit.

- **Das Herz-Chakra**

Anahata, das 4. Chakra, steht für das luftige Element und wird durch einen blauen, sechszackigcn Stern dargestellt. Es steuert vor allem warme Qualitäten wie Liebe, Freundlichkeit und Empathie.

- **Das Hals-Chakra**

Chakra Nummer 5 befindet sich, wie der Name schon nahelegt, auf der Höhe des

Halswirbels. Vishuddha wird durch ein Dreieck symbolisiert, umgeben von einem Kreis, und steht für den Äther. Es steuert vorwiegend kreative Kräfte sowie Intelligenz.

- **Das Stirn-Chakra**

In der Mitte des Schädels befindet sich Ajna, das 6. Chakra. Seine Qualitäten sind vor allem visionärer Natur, wie kontextuales Verständnis und intuitive Fähigkeiten. Das Ajna-Symbol ist ein geflügelter, weißer Kreis mit zwei Blütenblättern, und es steht für alle geistigen und universellen Elemente.

- **Das Scheitel-Chakra**

Ganz oben angekommen landet man schließlich beim 7. und letzten Chakra, Sahasrara. Es befindet sich direkt unterhalb der Schädeldecke und wird durch einen weißen Lotus symbolisiert. Seine einzige Qualität ist die Zusammenführung von Shiva und Shakti und damit zusammenhängend den endgültigen Zustand vollkommener Erleuchtung und der Aufhebung sämtlicher Dualitäten.

WAS BEDEUTEN CHAKRAS?

Die meisten Menschen sind unsicher, wie sie sich Chakras eigentlich vorzustellen haben. Laut tantrischer Schriften handelt es sich bei ihnen um feinstoffliche Organe von der Größe eines Tennisballs, die den Fluss der Kundalini-Kraft durch den Körper entlang der Wirbelsäule steuern. Befinden sich Geist und Körper in gesundem Normalzustand, öffnen sich die Chakras automatisch, sobald die Kundalini-Kraft erwacht. Andererseits wird Kundalini niemals fließen können, wenn auch nur eines der Chakras blockiert ist.

Dies wirkt sich auch auf andere Aspekte des Menschen aus. Blockierte Chakras können ihre eigentlichen Qualitäten ins Gegenteil verkehren. Wenn beispielsweise das Nabel-Chakra blockiert ist, ist man ...

- Verunsichert statt selbstsicher
- Nachgiebig statt durchsetzungsfähig
- Unkontrollierter statt beherrschbarer Wut ausgeliefert.

Ähnlich verhält es sich etwa mit einem blockierten Herz-Chakra, wobei sich ein Mensch …

- Empathielos
- Unfreundlich und aggressiv
- Lieblos gegenüber seinen Mitmenschen verhält.

Neben der Fähigkeit, Energien weiterzuleiten, vermögen Chakras auch, Energien aufzunehmen und zu speichern. Die wörtliche Bedeutung von Chakra ist *Rad*, und tatsächlich kann man die Chakras mit Zahnrädern vergleichen, die die komplexe Maschinerie zwischen Körper und Geist in Gang halten und die allesamt reibungslos funktionieren müssen.

TANTRISCHE INVOLUTION

Die meisten Schriften des Tantra lehren die Theorie, dass die Welt nicht durch Evolution, sondern durch Involution entstanden ist. Das bedeutet, dass das göttliche Eine, dass es einst gab, sich in zwei Teile – Shiva und Shakti – aufgeteilt hat, in Bewusstsein und Materie, in Mann und Frau. Daraus wiederum entwickelten sich die Elemente, die sich wiederum weiter ausdifferenzierten, und so weiter und so fort. Auf diese Weise entstand unsere Welt, unser Universum – aus einem Makrokosmos wurde ein Mikrokosmos.

Diese Entwicklung, das Zusammenspiel mikrokosmischer Elemente innerhalb eines Makrokosmos, wird im menschlichen Körper von den sieben Chakras symbolisiert, wie es zum Teil auch schon dargelegt wurde:

- Die ersten 4 Chakras stehen für Erde, Luft, Feuer und Wasser
- Das Hals-Chakra steht für den Äther

- Ajna, das 6. Chakra, symbolisiert die überweltlichen Elemente

- Das Scheitelchakra schließlich steht für Shiva und Shakti, und damit für die Zusammenführung der oberen Elemente

Kundalini ist ein Teil jener Urkraft, jenes Makrokosmos, und es fließt passenderweise durch ebenjene markanten Punkte des Körpers, die für die Involution – den Prozess des Aufteilens also – stehen, und durch das Erwecken dieser Kraft, dieser Energie, wird der Geist wieder Teil des Ganzen, und sämtliche Dualitäten werden aufgelöst. Dies ist das oberste Ziel aller tantrischen Yoga-Praktiken, die Auflösung der Dualitäten durch eben jene Kanäle, die die Dualitäten repräsentieren. Bis zu ihrer Erweckung schläft Kundalini im untersten Chakra, Muladhara, dem Wurzel-Chakra.

Was nun die Beschaffenheit der Chakras angeht, unterscheiden sich buddhistische und hinduistische Tantralehren fundamental:

- Im Buddhismus sind Chakras rein symbolische Projektionen und spirituelle Objekte beim Meditieren
- Hinduistische Tantra-Schulen lehren hingegen die Theorie, dass Chakras, wie oben beschrieben, reale, feinstoffliche Organe sind, die auch real existieren

Raja-Yoga
Theorie und Praxis

WAS RAJA BEDEUTET

Die vorherrschende Grundidee von Raja-Yoga ist, geistige Fähigkeiten zu schulen und zu schärfen. Abgeleitet wird das Wort Raja von *Rajan*, gleichbedeutend mit *Herrscher*. Und tatsächlich zielen die Übungen des Raja darauf ab, gewissermaßen Herrschaft über den eigenen Geist zu erlangen.

Damit einher geht, wie bei zahlreichen Aspekten tantrischer Yoga-Praktiken, die Askese – vor allem der freiwillige Verzicht auf Fleisch ist beim Raja-Yoga von besonderer Bedeutung. Geist und Körper müssen möglichst rein sein, um Yoga zu praktizieren. Tantrika glauben, dass Tiere imstande sind, heraneilendes Unheil voraussehen und fühlen zu können, und dass eine bevorstehende Schlachtung Todesqualen verursacht. Nicht nur will man nun durch den Verzicht auf Fleisch dem Tier diese Qualen ersparen – das Fleisch in sich aufzunehmen, würde sowohl Geist als auch Körper verunreinigen und somit für Yoga ungeeignet machen.

Und schließlich – wie bei so ziemlich allen tantrischen Praktiken – wird ein gründliches Studium der zugrundeliegenden Schriften und Textsammlungen vorausgesetzt. Yoga ist nämlich mehr als nur ein paar einfach durchgeführte Dehnübungen zum Entspannen.

Die Beherrschung des Geistes wird durch die Kontrolle über den Körper erreicht. Dazu dienen beim Raja-Yoga vor allem Atemübungen, die sogenannten Pranayamas – dazu aber später mehr. Primäres Ziel dieser Übungen ist es, die eigenen Gedanken zu klären und innere Ruhe zu erlangen. Sämtliche Konzentration richtet sich dabei ins Körperinnere, sodass die Außenweilt in der Wahrnehmung nach und nach verschwindet. Statt auf Geräusche aus der unmittelbaren Umgebung konzentriert man sich auf jene des eigenen Körpers, wie den Herzschlag und so weiter. Je besser man den Fokus nach innen legen kann, desto eher schafft man es, sich von der Außenwelt zu isolieren.

Es handelt es sich demnach also bei Raja um eine spirituelle Form des Yoga – wie übrigens bei den meisten Formen tantrischen Yogas. Nicht der Körper, sondern der Geist steht im Mittelpunkt.

Pranayama

PRANA UND KUNDALINI

Prana ist eine weitere universelle Energie, die alles und jeden durchströmt. Diese Energie spendet Lebenskraft, sie steht für Vitalität und das pure Leben. Dabei darf es nicht mit Kundalini verwechselt werden – viel mehr ist Prana Teil der Kundalini-Kraft. Kundalini kann freigesetzt werden, aus seinem Energiestrom Kraft gezogen werden, doch Prana hingegen lässt sich kontrollieren.

Wenn man nun erlernt, Prana zu kontrollieren, kann man damit im selben Atemzug auch lernen, noch mehr Kraft und Energie aus Kundalini zu ziehen. Körper und Geist rücken, bildlich gesprochen, enger zusammen. Physis und Psyche erlangen Harmonie und Gesundheit, was in einer Erweiterung des Bewusstseins mündet.

Und diese Kontrolle erlangt man über Atemübungen, zusammengefasst unter dem Begriff Pranayama, eines der wichtigsten Glieder des Raja-Yoga. Prana unterteilt sich in fünf Unterkategorien, den sogenannten fünf Pranas. Sie alle symbolisieren einen bestimmten Atem, eine Atemrichtung, eine Atemtechnik etc.. Was es mit diesen auf sich hat und wie man sie besser kontrollieren kann, wird im folgenden Kapitel behandelt.

DIE FÜNF PRANAS

Die Pranas sind unterteilt in ihre Funktionen, die sie erfüllen. Es gibt:

- Prana
- Apana
- Vyana
- Udana
- Samana

Sie alle verfügen über ganz spezielle Eigenschaften und kontrollieren den Energiefluss und bestimmten Bereichen des Körpers – und zwar in jenen, für die sie zuständig sind.

Prana, das erste der fünf Pranas, erfüllt eine direkte Funktion des kosmischen Pranas.

- Es versorgt den gesamten Körper mit Sauerstoff
- Es wirkt von den Atemwegen der Nase bis zur Höhe des Herzens

Über Prana wird die Reinheit der puren Atemluft geregelt, also der Sauerstoffgehalt. Die Bedeutung von Sauerstoff für die körperliche Gesundheit muss nicht weiter ausgeführt werden. Allerdings regelt Prana nicht nur die Reinheit der Luft – die kann ja auch von den äußeren Umständen maßgeblich beeinflusst werden. Nein, Prana regelt auch die Weiterleitung der aus dem Sauerstoff gewonnenen Energie. Ein Mensch, der häufig an der frischen Luft spazieren geht, also mit ausreichend sauberem Sauerstoff versorgt wird, kann dennoch häufig krank sein. Dies liegt daran, dass er sein Prana nicht kontrollieren kann. Ein zweiter Mensch hingegen, der sich fast ausschließlich in stickigen, schlecht gelüfteten Räumen aufhält, aber fast nie krank ist, hat sein Prana hingegen sehr gut unter Kontrolle.

Das zweite Prana ist das sogenannte Apana. Apana wirkt hauptsächlich auf den unteren Körper, von den Fußsohlen bis etwa zur Höhe des Nabels. Unter seiner Kontrolle stehen größtenteils die Ausscheidungsorgane. Wenn man keinen Zugriff auf das Apana-Prana hat, können verschiedene Krankheiten an zahlreichen Körperteilen und Organen auftreten, wie etwa:

- Darmtrakt
- Blase
- Harnröhre
- Beinapparat

Das dritte Prana, Vyana, ist von besonders großem Wirkradius – es fließt durch die Nervenbahnen des menschlichen Körpers. Wenn Vyana außer Kontrolle gerät, gehen damit Nervenkrankheiten, Angstzustände Kreislaufstörungen einher. Die generelle Gesundheit des Körpers ist, wie bereits beschrieben wurde, in vielen tantrischen Praktiken von hoher Bedeutung, doch auf kaum eine hat die Gesundheit so viel Auswirkungen wie auf das Vyana-Prana.

Um die Kontrolle über Vyana zu erlangen, bietet sich vor allem folgende Atemübung an, ein Kernbestandteil des Raja-Yoga:

- Ein tiefer Atemzug nach innen

- Die Luft für drei Sekunden in den Lungen halten
- Sämtliche Luft aus den Lungen ausatmen
- Erneut tief einatmen
- Die Luft so lange, wie es möglich ist, anhalten (optimal sind 60 Sekunden, doch auch schon nach 30 ist ein Effekt bemerkbar)
- Anschließend ausatmen und den Atem erneut so lange wie möglich anhalten
- Diesen Zyklus vier Mal wiederholen

Die Wirkung dieses Atem-Yogas wird unmittelbar nach den ersten Wiederholungen eintreten, in Form eines erfrischenden, kickenden Effekts, und sowohl die Lungen als auch die Nerven werden es langfristig gesehen danken.

Das Udana-Prana, die vierte der fünf Prana-Kategorien, ist verantwortlich für die Energien, die vom Herzen zum Kopf führen – es wirkt also aufsteigend und spielt auch bei der Deblockierung des siebten Chakras eine wichtige Rolle, wenn Shiva und Shakti zusammengeführt werden. Mit der Hilfe von Udana wird das duale Verständnis aufgehoben, der physische Körper wird vom astralen getrennt. Davon abgesehen erleichtert ein kontrolliertes Udana-Prana auch den Sterbeprozess eines Menschen.

Auch das Udana-Prana kann mittels simpler Atemtechniken unter Kontrolle gebracht werden, dem sogenannten Bhramari-Yoga. Und das funktioniert wie folgt:

- Lotushaltung einnehmen
- Augen und Mund werden geschlossen
- Mit ausgestreckten Fingern die Ohren zu halten
- Tief einatmen
- Beim ausatmen Summgeräusche von sich geben, ähnlich denen einer Hummel
- Nach fünfmaliger Wiederholung die Atmung normalisieren

- Regungs- und geräuschlos sitzen bleiben und auf den eigenen inneren Klang hören

Diese Übung bringt nicht nur das Udana-Prana unter Kontrolle, sondern beruhigt zudem noch die Gedanken und Nerven und bringt den Körper für die Dauer des Yogas in Einklang mit dem Geist.

Das letzte Prana schließlich, das Samana-Prana, ist von besonderer Bedeutung. Es verbindet das Nabel-Chakra mit dem Herz-Chakra und ist dafür zuständig, die Energie, die über Nahrungsaufnahme zugeführt wurde, über den ganzen Körper zu verteilen. Ein weiterer Beweis dafür, dass die Qualität der physischen und psychischen Gesundheit in unmittelbarem Zusammenhang mit der Ernährung steht.

Samana steuert größtenteils die Energie im Nabel-Chakra. Dieses symbolisiert das feurige Element, und wenn es einem gelingt, Samana zu kontrollieren, dann gleicht diese Energie einer Flamme. Menschen mit kontrolliertem Samana-Prana scheinen regelrecht zu strahlen und werden von einer hellen, wärmenden Aura umgeben – das unmittelbare Resultat ihrer Kontrolle.

Doch wie erlangt man nun Herrschaft über Samana?

Die effektivste Methode ist das Nauli-Yoga. Diese Praktik erfolgt ebenfalls in mehreren Schritten:

- Man nimmt einen lockeren Stand ein, die Füße etwa schulterweit auseinander, die Knie leicht gebeugt
- Den Oberkörper leicht nach vorne beugen, die Hände auf die gebeugten Knie legen
- Es folgt ein tiefer, langsamer Atemzug
- Unmittelbar nach dem Ausatmen wird so lange wie möglich die Luft angehalten
- Anschließend wird der Bauch herausgestreckt und abwechselnd die rechte und linke Bauchmuskelgruppe angespannt, indem man versucht, den vorgeschobenen Bauch nur mithilfe der Bauchmuskeln hin und her zu schieben

Für ein optimales Ergebnis sollten diese Übungen dreimal täglich durchgeführt werden, beispielsweise morgens, mittags und abends. Nach ein bisschen Routine ist man Herr seines Samana-Pranas, und der wichtigste Part des Raja-Yoga ist abgeschlossen.

Mahamudra-Tantra

DER BUDDHISTISCHE WEG

Mahamudra-Tantra bezeichnet eine Sammlung von verschiedenen Praktiken, Schriften und Lehren des Tantras, die vor allem in buddhistischen Tempeln und Tantra-Schulen gelehrt werden. Die Lehren konzentrieren sich hauptsächlich darauf, die Natur und Komplexität des eigenen Körpers und Verstandes zu begreifen. Die Techniken, um dieses Verständnis zu erlangen, sind grundverschieden, doch ist allein schon der Versuch, die eigene Natur besser nachvollziehen zu können, im Tantra der erste Schritt zum Ziel.

Mahamudra ist, wie so ziemlich alles im Tantrischen, ein uraltes Sanskrit-Wort und bedeutet *großes Siegel*. Die Bedeutung nimmt direkten Bezug zum Ziel der Mahamudra-Lehren und beschreibt die Komplexität der Praktiken und Meditationen, die notwendig sind, um die Natur der eigenen Existenz zu begreifen. Der Name ist eine Metapher: Briefe werden mit einem Wachssiegel verschlossen und vom Absender beglaubigt, und genauso wird der Weg, die menschliche Natur zu begreifen, von den Praktiken des Mahamudra beglaubigt.

Wie bei allen tantrischen Praktiken ist es auch bei Mahamudra von entscheidender Bedeutung, sich vorher gründlich und hintergründig über Tantra zu bilden. Man sollte geübt sein in Askese und Meditation und auch schon Erfahrung mit mehreren Yoga-Techniken haben. Jeder Schritt, den man im Zuge eines Mahamudra-Rituals vollzieht, sollte im Vorfeld wohlüberlegt und durchdacht worden sein, die Folgen und Konsequenzen sollte man sich stets bewusst vor Augen führen.

Entscheidend in den Meditationen des Mahamudra-Tantra sind vor allem drei Traditionen, die alle tief im buddhistischen Tantra verwurzelt sind:

- Die Gelug-Tradition
- Die Kagyü-Tradition

- Die Sakya-Tradition

Die ersten beiden Traditionen befassen sich hauptsächlich mit Themen des Sutras, einer der wichtigsten Tantra-Schriftsammlungen, wohingegen sich die Sakya-Tradition auf das Anuttara-Yoga konzentriert – ein Stil, der heutzutage jedoch wenig Beachtung findet und daher im Folgenden vernachlässigt wird.

Die Gelug-Tradition fokussiert sich zu großen Teil auf die Leerheit des Geistes, wohingegen Kagyü die Meditation *über* den Geist im Mittelpunkt steht.

Bevor man sich nun mit diesen beiden Traditionen des Mahamudra-Tantra vertraut macht, sollte man sich nochmals vergewissern, was der Geist überhaupt ist – nämlich die bewusste, individuelle, und stets Aktive Sammlung von Erfahrungen der eigenen Umwelt. Mit diesem Wissen kann nun behandelt werden, worum es sich bei den beiden wichtigen Traditionen des Mahamudra handelt.

DIE GELUG-TRADITION

Einer der obersten Lehrsätze dieser Tradition vermittelt die Erkenntnis, dass geistige Aktivität von zwei Naturen definiert wird:

- Die konventionelle Natur

Sie beschreibt nichts anderes als die oberflächliche Natur der Dinge.

- Die tiefe Natur

Die tiefe Natur der Dinge zeigt, wie es um ihr wahrhaftes, inneres Selbst bestimmt ist. Im Tantra wird der Unterschied zwischen der konventionellen und der tiefen Natur beschrieben mit dem Unterschied zwischen *bloßer Klarheit* und *Gewahrsein.*

Dabei wiederum muss unterschieden werden zwischen den Bedeutungen der Begriffe *Klarheit*, *Gewahrsein* und Bloß respektive *Blöße.*

Die Bedeutung von *Klarheit*:

- Eine Beschreibung all dessen, was der menschliche Geist umfasst

- Bezieht sich auf sämtliche Sinneseindrücke
- Geht je nach Art der Wahrnehmung einher mit emotionalen Verknüpfungen zur Umgebung und rationalen Überlegungen zu dieser

Die Bedeutung von *Gewahrsein*:

- Weniger die Erfassung der Umgebung, sondern die kognitive Auseinandersetzung damit
- Während sich Klarheit auf die Erfassung konzentriert, konzentriert sich das Gewahr werden auf die Tätigkeit des Erfassens und all dessen, was dies bedeutet
- Im Gegensatz zur bewussten Erfassung der Umgebung kann man das Gewahr werden nicht beeinflussen – es geschieht ganz automatisch

Die Bedeutung von *Bloß*:

- Geistige Aktivität, also das Erfassen und die Verarbeitung der Umgebung, ist nicht mehr als das, was es ist

- Das bedeutet, der Geist ist nicht vom Menschen getrennt, er ist kein unabhängiges Wesen, sondern gehört fest zum Beobachter

- Geistige Aktivität ist nichts Spirituelles, sondern geschieht durch neurologische Prozesse innerhalb des Gehirns

- Das wiederum bedeutet *nicht*, dass der Geist gleichzusetzen ist mit dem Gehirn

Weiterhin lehrt ein Text des Mahamudra-Tantra, dass die Natur des Geistes respektive der geistigen Aktivität die „Leerheit von in sich selbst begründeter Existenz" ist.

Leerheit meint in diesem Mantra:

- Es gibt nichts, das der Geist nur mit bloßer Klarheit und Gewahrwerden auffinden kann, dass einen Beweis für die Existenz des Geistes liefert

- Auch die Tatsache, dass man sich seines eigenen Geistes bewusst ist, kann von diesem weder erkannt noch verarbeitet werden

- Der einzige Beweis, der für die Existenz des Geistes angeführt werden kann, ist die sogenannten *Geistige Benennung*

Geistige Benennung wiederum bedeutet (Vorsicht, hier wird es kompliziert):

  - Der Mensch hat sich kulturübergreifend auf den Begriff *Geist* geeinigt und meint damit stets dasselbe

  - Die Tatsache, dass als *Geist* der Prozess des Auffassens und Verarbeitens der Umgebung gemeint ist, nennt man Geistige Benennung (der Geist wird benannt)

  - Tantra schließt aus, dass Dinge existieren, nur weil sie in sich selbst begründet sind (darauf bezieht sich auch die *Leerheit*)

  - Demnach ist Geistige Benennung kein schaffender Prozess, sondern lediglich die Begründung der Existenz des schaffenden Prozesses – da sich dieser ja nicht selbst begründen kann

Nach dieser Begriffsklärung kann nun darauf eingegangen werden, wie eine Mahamudra-Meditation nach der Gelug-Tradition vonstattengeht:

- Zu Beginn konzentriert man sich auf die konventionelle Natur der geistigen Aktivität
- Das bedeutet, man konzentriert sich nicht auf das, was man sieht, sondern auf die Fähigkeit des Sehens
- Der Fokus liegt dabei ausschließlich auf der Fähigkeit des Sehens und nicht auf dem Aspekt, dass man selbst es ist, der sehen kann
- Es geht demnach nicht darum, was man sieht, und auch nicht darum, wie man sieht, sondern einzig darum, *dass* man sieht
- Der Fokus muss stark genug sein, um sich nicht von Gedanken ablenken zu lassen – Gedanken können da sein, aber ihnen darf keine Beachtung geschenkt werden
- Je nach geistiger Disziplin kann der störende Gedanke auch bewusst

unterbrochen werden, ohne, dass der Fokus auf die konventionelle Natur des Geistes unterbrochen wird

Der Zustand, den man erreicht, wenn man diese Schritte korrekt ausführt, nennt sich *Shamatha*, und er bildet die Grundlage für das weitere Vorgehen. Im Folgenden richtet sich die Meditation auf die tiefe Natur des Geistes:

- Die tiefe Natur des Geistes ist die Leerheit, die entsteht, dass der Geist sich selbst nicht existentiell begründen kann

- Man konzentriert sich auf nichts anderes als die entstandene Ruhe, als auf Shamatha, die Leerheit des Geistes

- Tut man dies lang genug, entsteht *Vipashyana*

- Vipashyana ist ein Zustand maximierter Aufnahmefähigkeit, in dem sich die gesteigerte Wahrnehmungsfähigkeit mit Shamatha verbindet

- Diese Verbindung bringt die von Tantra angestrebte Erleuchtung,

wenn man sie lange genug aufrecht
erhalten kann

DIE KARMA-KAGYÜ-TRADITION

Eines der Mantras, auf die sich die Kagyü-Tradition bezieht, besagt: die konventionelle Natur ist „untrennbare Hervorbringung von Erscheinungen“, wohingegen in der tiefen Natur von geistiger Aktivität „Gewahrsein untrennbar von Leerheit“ ist und gleichermaßen „Erscheinungen Hervorbringen und Erscheinungen untrennbar von Gewahrsein und Leerheit“ sind.

Was bedeutet das nun wiederum?

- Leerheit meint hier (im Gegensatz zur Gelug-Tradition) eine Leerheit im Sinne eines geistigen Zustands, der nicht mit Worten erfasst werden kann
- Das bedeutet, die Leerheit existiert auf einer geistigen Ebene, in der Worte und Begriffe, von denen die Leerheit abhängig sein könnte, nicht existieren

- Die in der Kagyü-Tradition gemeinte Leerheit ist demnach nicht definierbar
- Der Begriff der Untrennbarkeit bezieht sich auf die Dualität respektive auf die Abwesenheit dieser
- Gewahrsein und Leerheit sind also ein zusammengehörendes Paar, dessen einzelnen Bestandteil unmöglich getrennt voneinander existieren können, sie sind Eins

Ein Mantra der Kagyü-Tradition ergänzt zudem die Definition der konventionellen geistigen Natur um einen weiteren Punkt – neben dem Hervorbringen und Erkennen von Klarheit gehört zu ihr immer auch Nacktheit.

- Das Hervorbringen von Klarheit wird dabei als funkelnder Prozess beschrieben
- Erkennen wiederum erfüllt dieselbe Bedeutung wie Gewahrsein in der Gelug-Tradition
- Nacktheit meint hier nichts anderes als die Absenz von Definitionen

- Das bedeutet, es wird erkennt, ohne dass dem Erkannten eine Begrifflichkeit zugeordnet wird

- Sinn der Nacktheit ist, das Erkannte als das, was es ist, stehen zu lassen und ihm keine durch Begrifflichkeiten und Definitionen automatisch herbei geführte Bedeutung beizumessen

Die Philosophie der Kagyü-Tradition ist um eines existentialistischer – um nicht zu sagen komplizierter – als die der Gelug-Tradition. Nichts desto trotz kann auch hier Shamatha erreicht werden, und zwar ebenfalls durch Meditation. Wie auch bei der Gelug-Meditation stehen hier Aufmerksamkeit, Realisierung und Fokus auf die eigene Wahrnehmung im Vordergrund. Mit dem Unterschied, dass man sich hier eher auf das fokussieren muss, was man sieht – ohne es jedoch als solches wahrzunehmen. Wie soll das funktionieren?

- Der Fokus richtet sich zunächst auf ein Objekt in der unmittelbaren Umgebung

- Mit ein bisschen Konzentration muss es nicht zwingend ein Objekt sein, der Fokus auf einen Gedanken ist zwar schwieriger aufrecht zu erhalten, funktioniert im Prinzip aber deutlich besser

- Anschließend konzentriert man sich und hinterfragt *gleichzeitig* das, was man gerade tut, ohne den Fokus auf das Objekt oder den Gedanken zu verlieren

- Der Fokus wird erweitert und man realisiert, dass gerade der eigene Geist aktiv ist

- Ist man sich des eigenen Geistes bewusst, betrachtet man ihn hinsichtlich seiner konventionellen und tiefen Natur und versucht die Frage zu beantworten, wie die Natur des Geistes aussieht – und die ist bei jedem anders

ZUSAMMENFASSUNG

Vergleicht man nun die Gelug-Tradition mit der Kagyü-Tradition, bemerkt man einige fundamentale Unterschiede. Die Gelug-Tradition konzentriert sich auf die Beziehung auf Geist und den Dingen, die ihm erscheinen und die Tatsache, dass der Geist diese Dinge bewusst erscheinen lässt und sie erkennt. Auch der Umstand, dass der Geist all dies tun kann, weil er sich nicht selbst in seiner Existenz begründet, spielt eine wichtige Rolle.

Erscheinungen können stets nur als das bezeichnet werden, als was sie vom Geist auch erkannt und benannt werden und als was sie dem Geist gewahr werden.

Die Kagyü-Tradition hingegen konzentriert sich auf den monistischen bzw. nicht-dualen Aspekt des Geistes und dessen Erscheinungen. Weder der Geist noch das, was ihm erscheint, können getrennt voneinander existieren – sie bedingen ihre Existenzen sozusagen gegenseitig. Und die Dinge, vom Geist erkannt, die gewahr werden, sind unabhängig von den ihnen zugeordneten Begrifflichkeiten.

Die Erkenntnis, auf die die Meditationen des Mahamudra-Tantra hinauslaufen, ist vor allem eine:

Ganz gleich, wie der Mensch seine Umgebung erkennt, wie er sich ihrer gewahr wird und wie er sie benennt – er kann all dies nur im Zusammenhang mit seinem Geist.

Liebe ist nicht das was man erwartet zu bekommen, sondern das was man bereit ist zu geben.

Katharine Hepburn

Der tantrische Weg der Sexualität

DER LINKE PFAD ZUR ERLEUCHTUNG

An diesem Punkt ist im Grunde alles gesagt, was über Tantra gesagt werden muss. Man weiß nun, dass Tantra wesentlich mehr ist als ein paar yogische Dehnübungen und erotische Massagen – dass diese beiden Aspekte im Grunde *gar nichts* bringen, wenn man nicht gewillt ist, den tantrischen Weg konsequent zu gehen. Als eine Art kreatives Schlusswort soll nun aber doch noch jener Aspekt abschließend beleuchtet werden, der bislang geradezu sträflich vernachlässigt wurde – sexuelle Praktiken als tantrische Methoden.

Ganz zu Beginn wurden zwei Hauptpfade des Tantra erwähnt, die relativ gegensätzlich erscheinen. Der linke Pfad der sexuellen Praxis und der rechte Pfad der meditativen Praxis. Letzterer wurde bislang ausreichend beschrieben – nun geht es den linken Pfad. Den Pfad der Sexualität.

Die meisten Tantrika sind sich einig, dass sexuelles Tantra inklusive der Tantra-Massagen und des Geschlechtsakts nur bestens ausgebildeten Tantrikern vorbehalten sein sollte. Und das hat Gründe:

- Sexuelles Tantra ist nicht einfach Sex nach einem offiziellen Lehrbuch
- Es geht nicht darum, physische Stellungen im Laufe des Akts nachzumachen
- Sexuelles Tantra steht und fällt zu nahezu einhundert Prozent mit den geistigen und spirituellen Stellungen
- Sex ist im Tantra ein Mittel, eine Methode auf dem Weg zur Erleuchtung
- Das Vergnügen ist nicht unbedeutend, aber komplett zweitrangig

Im Zentrum steht während des Akts zu großen Teilen das Erleben der Frau. Ihr Körper wird nicht als sexuelles Lustinstrument wahrgenommen, sondern als ein Tempel, den es zu verehren gilt. Das ist einer der wichtigsten Gedanken, derer man sich bewusst werden muss – Sex im Tantra ist nichts beiläufiges, sondern darf nur dann ausgeübt werden, wenn er als Mittel zur Befreiung der Kundalini-Kraft eingesetzt wird.

DER ZEIT-ASPEKT

Das wichtigste beim tantrischen Sexualakt sind nicht die Stellungen und Massagen – von diesen gibt es hunderte, vielleicht sogar tausende. Diese sind komplett zweitrangig. Von immenser Bedeutung ist der Zeitfaktor beim Sex. Die Vereinigung, wie es in tantrischen Schriften genannt wird – der Akt an sich also – erfordert einen immensen Zeitaufwand. Ein Geschlechtsakt über mehrere Stunden hinweg ist ausdrücklich erwünscht, da der bewusstseinssteigernde Effekt, der ja schließlich das Ziel der Vereinigung ist, erst nach einer gewissen Dauer eintritt.

Um diese Länge garantieren zu können, ist vor allem der Mann gefragt, der lernen muss, seine Erektion mindestens 60 Minuten lang zu halten, ohne zu ejakulieren. Das erfordert einerseits Willensstärke, andererseits buchstäbliches Fingerspitzengefühl seitens der Frau. Es obliegt ihrer Verantwortung, sich so zu bewegen, dass der Mann erregt bleibt, jedoch ohne zum Samenerguss zu kommen. Im Grunde genommen ist der Erguss in den meisten tantrischen Schriften sogar verboten.

DURCH TANTRISCHE VEREINIGUNG ZUR KUNDALINI-KRAFT

Der einzige Zweck der Lust und des sexuellen Begehrens ist im tantrischen Sinne, dass sie als Vehikel fungieren, mit dessen Hilfe man sich der Erweckung der Kundalini-Energie nähert. Sex ist nichts weiter als eine intensive Form der Meditation. Zu keiner Zeit darf man sich der Lust und dem Verlangen blind hingeben – genau so, wie man auch nicht die Kontrolle über einen Meditationsprozess verlieren darf.

Der Shivaismus betont gleich mehrere Aspekte, die tantrischer Sex erfüllen muss, wenn er sein Ziel erreichen soll:

- Die Kontrolle über Körper und Geist muss stets größer sein als das Verlangen nach dem Partner
- Wenn das Verlangen das vorderste Motiv für Vereinigung ist anstelle des Wunsches nach Kundalini, wird man

niemals Erfüllung und Befreiung erreichen

- Die Vereinigung muss bis zu einem gewissen Grad aus Liebe geschehen
- Unpersönlicher Geschlechtsverkehr ist ausdrücklich nicht Part des tantrischen linken Pfades
- Missbraucht man tantrische Methoden einzig zur Luststeigerung und zur Intensivierung, sammelt man schlechtes Karma an, das in einer grundlegenden Veränderung des Charakters zum Negativen enden kann
- Hält man sich an die vorgegebenen meditativen Komponenten und geistigen, spirituellen Elemente während des Akts, erlebt die Lust ihren Höhepunkt
- Der durch Meditation eingeleitete und vollzogene Orgasmus der Frau ist das Tor zur Erleuchtung und zur Befreiung der Kundalini-Kraft

SEXUELLES YOGA

Die Stellungen, die Mann und Frau einnehmen müssen, um über die Ekstase zur Kundalini-Kraft zu finden, sind äußerst vielfältig und von Schule zu Schule verschieden. Gemeinsam ist ihnen allen, dass sie zum Ziel haben, einen karmischen und energetischen Austausch zwischen den Liebenden herzustellen, indem Körper und Geist durch Stellungen und Meditationen im günstigsten Winkel zueinander ausgerichtet werden. Die häufigsten und erfolgreichsten Stellungen dabei sind:

Purushayita

- Die Positionierung ist identisch mit der der Missionarsstellung
- Die Positionen von Mann und Frau sind vertauscht
- So soll der Mann sich der Erfahrung und Perspektive der Frau bewusst werden

Uttana-Bandha

- Auch diese Stellung ähnelt von der Ausrichtung her der Missionarsstellung
- Allerdings befindet sich der Mann in der Hocke, statt komplett auf der Frau zu liegen

Upavishta

- Der Mann geht in den Lotussitz
- Die Frau setzt sich zur Vereinigung auf seine Oberschenkel
- Diese Position ist optimal auch für eine spirituelle Vereinigung und hilft dem Mann bei der Kontrolle des Samens

Tiryakasana

- Diese Stellung wird auch seitliche Scherenstellung genannt, was die Positionierung beider Partner hinreichend erklären sollte
- Hervorstechen tut sie durch ihre besondere Intensität, wenn die Frau sich bewegt

- Aufgrund der für beide bequemen Lage ist sie für eine länger andauernde Vereinigung bestens geeignet, mitunter für mehrere Stunden

Parshva piditaka

- Im Westen ist diese Stellung unter dem Namen „Löffelchen“ bekannt
- Durch die rückwärtige Seitenlage ist auch diese Stellung für beie Partner bequem und stundenlang auszuhalten

FAZIT

Sexualität respektive Sex ist auf dem tantrischen Weg eine erweiterte Form der Meditation. Eine Art Droge, um das Bewusstsein zu Erweitern und im besten Falle die Kundalini-Kraft im Zuge vollkommener Ekstase zu erwecken. Die Liste der Voraussetzungen dafür ist lang:

- Keiner der Partner darf unter einer sexuellen Störung oder Einschränkung leiden
- Die Vereinigung muss so lang wie möglich dauern, über mehrere Stunden, falls möglich
- Der Mann darf nur im Ausnahmefall zum Orgasmus kommen, die Frau in jedem Fall
- Die meisten Stellungen sind so ausgerichtet, dass die Frau die Bewegungskontrolle hat
- Der Akt darf nie mehr sein als ein Mittel zum Zweck

- Lust und Leidenschaft müssen stets kontrolliert werden
- Geschieht die Vereinigung aus reiner Lust am Sex, bleibt sie wirkungslos und kann sogar schädlich sein

Eine in heutiger Zeit unangebrachte Haltung des tantrischen Weges vertreten Tantrika gegenüber Homosexuellen – diese werden nämlich in keiner einzigen tantrischen Schrift erwähnt, die meisten sexuellen Praktiken schließen sie gar aus der Gemeinschaft aus. Moderne tantrische Bewegungen jedoch sind in dieser Hinsicht den nötigen Schritt weiter gegangen und haben Tantra zu einem Weg für alle Menschen formuliert, die bereit sind, ihn zu gehen. Für sie ist Tantra eine progressive Kraft, ein Weg zur Erleuchtung, eine Glaubensgemeinschaft, die für Toleranz, Offenheit und Weisheit steht.

Und das ist es auch, was Tantra wirklich ist.

Resonanz

Die Qualität und Korrektheit dieses Buches hat für mich einen hohen Stellenwert.

Überall können Fehler passieren und kein Mensch ist davor gewappnet.

Daher möchte ich Sie darum bitten konstruktive Kritik an mich weiterzuleiten.

Ob gefundene Rechtschreib- und Grammatikfehler oder Anregungen für weitere Projekte.

Bitte kontaktieren Sie mich unter:

info@melanieschorp.de

Weitere Bücher des Autoren

Hier findest du weitere Bücher von Melanie Schorp

Melanie Schorp konnte sich über mehrere Jahre Wissen und Erfahrungen in den Bereichen Spiritualität und Persönlichkeitsentwicklung aneignen. Vor allem ist die Vermittlung von Lebensfreude sehr wichtig für sie. Dieses Wissen möchte sie mit ihren Lesern teilen und ihnen zeigen, dass es für jeden möglich ist, ein glückliches und freudiges Leben zu führen. Wenn auch du mehr über Spiritualität lernen willst oder du mehr Spaß in dein Leben ziehen möchtest, dann sieh dir die anderen Bücher von Melanie Schorp an.

Besuche das Autorenprofil von Melanie Schorp auf Amazon oder folge diesem Link: bit.ly/3g54He7

Haftungsausschluss

Die Umsetzung aller enthaltenen Informationen, Anleitungen und Strategien dieses E-Books erfolgt auf eigenes Risiko. Für etwaige Schäden jeglicher Art kann der Autor aus keinem Rechtsgrund eine Haftung übernehmen. Für Schäden materieller oder ideeller Art, die durch die Nutzung oder Nichtnutzung der Informationen bzw. durch die Nutzung fehlerhafter und/oder unvollständiger Informationen verursacht wurden, sind Haftungsansprüche gegen den Autor grundsätzlich ausgeschlossen. Ausgeschlossen sind daher auch jegliche Rechts- und Schadensersatzansprüche. Dieses Werk wurde mit größter Sorgfalt nach bestem Wissen und Gewissen erarbeitet und niedergeschrieben. Für die Aktualität, Vollständigkeit und Qualität der Informationen übernimmt der Autor jedoch keinerlei Gewähr. Auch können Druckfehler und Falschinformationen nicht vollständig ausgeschlossen werden. Für fehlerhafte Angaben vom Autor kann keine juristische Verantwortung sowie Haftung in irgendeiner Form übernommen werden.

Urheberrecht

Impressum

1. Auflage

Vertreten durch
: Daniel Khoshabzadeh

Jahnstraße 16

79211 Denzlingen

Printed in Poland
by Amazon Fulfillment
Poland Sp. z o.o., Wrocław

74394174R00078